Otto Wolff

Das Rätsel der Allergie

Ursachen, Wesen und Bewältigung einer Zivilisationskrankheit

Jeder moderne Mensch gebraucht das Wort Allergie und hat dabei eine mehr oder weniger verschwommene Vorstellung. Dies zeigt, daß tatsächlich Allergien – genauer gesagt allergische Reaktionen – in zivilisierten Ländern sehr verbreitet sind, daß aber – auch bei Fachleuten – keineswegs Klarheit darüber herrscht, was man alles dazu rechnen soll, obwohl man die Vorgänge im einzelnen sehr genau kennt.

Wenn heute jeder zweite Bürger der USA an Allergie leidet und geschätzt wird, daß 20 Millionen Menschen in der Bundesrepublik Deutschland von allergischen Krankheiten betroffen sind, – was vor wenigen Jahren noch nicht der Fall war, – dann sieht man, daß hier eine Krankheitslawine die Menschheit überrollt hat. Hält man dagegen, daß bei den Ureinwohnern auf der ganzen Welt diese Art von Krankheitsäußerungen nahezu unbekannt waren, ja, daß auch heute noch die meisten jungen Kinder (noch) weniger von allergischen Krankheiten betroffen sind als die Erwachsenen, dann ergibt sich daraus, daß es sich hier um ein ausgesprochenes Zivilisationsproblem handelt. Der Mensch hat offenbar die allergische, das heißt krankhafte Reaktion erst »gelernt«.

Erschreckend ist, daß ein Mensch tatsächlich so gut wie gegen alles allergisch sein oder werden kann, nicht nur gegen die verschiedensten Substanzen, sondern sogar gegen Licht und Kälte.

Das Entstehen der allergischen Reaktionen

Wie es dazu kommen kann, sehen wir in einem einfachen Beispiel: Ein gesunder Mensch riecht an einer Blume. Vielleicht spürt er in der Nase ein Kribbeln, niest einmal, aber mehr passiert nicht. Derselbe Vorgang kann aber ein paar Jahre später ganz anders verlaufen: Derselbe Mensch riecht an der gleichen Blume, spürt aber nicht mehr nur ein Kribbeln, sondern ein Jucken in der Nase; er niest mehrere Male, und die Nase läuft längere Zeit. Jetzt entzündet sich die Nasenschleimhaut, er reagiert allergisch. Wenn so etwas dadurch auftritt, daß Pollen von Blüten verschiedener Pflanzen in der Nasenschleimhaut zum Teil hochgradige

Entzündungen hervorrufen, sprechen wir von *Heuschnupfen*. Bleibt diese Reaktion aber nicht örtlich begrenzt, sondern entzündet sich der ganze Organismus, was dann mit Fieber verbunden ist, so nennt man dies *Heufieber*. Von der örtlichen bis zur Allgemeinreaktion gibt es alle möglichen Übergänge.

Weshalb treten diese Reaktionen auf? Und warum reagiert der Allergiker anders als ein Gesunder? Was ist die Ursache der Krankheit?

Um es vorweg zu nehmen: Die Allergie – genauer gesagt: die allergische Reaktion – ist keine Krankheit, sondern ein Symptom, das heißt Ausdruck einer »veränderten Reaktionsfähigkeit«, wie es der Schöpfer des Begriffes »Allergie« und der klassischen Allergielehre, Clemens von Pirquet, 1906 genannt hat. Aus diesen Arbeiten und der obigen Schilderung ergibt sich bereits: das Wesentliche beim Heuschnupfen sind gar nicht die Pollen oder die auslösenden Stoffe, die sogenannten Allergene, sondern ausschlaggebend ist die *veränderte Reaktionslage*, das heißt die eigentliche Störung liegt im Organismus, nicht in der »Gefährlichkeit« von Pollen oder eines fremden Eindringlings in den Körper. Selbst wenn man die Allergene ausschalten würde – was man zum Beispiel dadurch machen kann, daß man den Heuschnupfenpatienten nach Helgoland oder in ein Wüstenklima schickt, – wäre der Organismus zwar erscheinungsfrei, aber immer noch nicht gesund.

Es ist also offenbar so, daß Allergiker auf bestimmte äußere Einflüsse stärker reagieren als Gesunde; sie sind *über*empfindlich. Wozu dieser scheinbar unnötige Aufwand?

An dem erwähnten ganz einfachen Beispiel des Riechens an der Blume kann dies klar werden: Beim Gesunden dringen die Pollen nicht in die Nasenschleimhaut ein, sondern bleiben an der Oberfläche. Beim Allergiker jedoch dringen sie in die Nasenschleimhaut ein, und damit beginnt das Drama. Aber weshalb dringen sie ein? Das liegt natürlich nicht an den Pollen, die sich entschließen, den Menschen zu attackieren, sondern am Zustand der Schleimhaut selbst. Der gesunde Organismus hat eine Widerstandsfähigkeit, hat die Kraft, fremde Substanzen nicht hereinzulassen, seien es Pollen, Staub, Bakterien, Viren oder andere Substanzen, die nicht hereingehören. Dies ist überhaupt die Voraussetzung, ein eigenes Leben entfalten zu können. Es ist von größter Wichtigkeit, einzusehen, daß alle diese Pollen, Bakterien und so weiter nicht die Ursache für die krankhafte Reaktion des Menschen sind, ja, daß Leben ohne sie nicht möglich wäre: Ohne Pollen würden die Pflanzen nicht befruchtet werden und aussterben, und ohne bestimmte Bakterien, besonders im Darm, könnte der Mensch nicht gesund leben.

Allerdings gibt es innerhalb dieses fremden Lebens Unterschiede, auf die wir noch zurückkommen.

Damit nun diese Fremdsubstanzen nicht in den Organismus hereinkommen können, besitzen Mensch und Tier verschiedene Einrichtungen. Die Körpersubstanz von Mensch und Tier ist Eiweiß. Deshalb muß dieses auch von Art zu Art verschieden sein: die Katze lebt im Katzeneiweiß und bildet nur dieses. Wenn sie nun Mäuse frißt, so nimmt sie Mäuseeiweiß in sich auf, das in den Magen-Darm-Kanal kommt. Dieses Mäuseeiweiß darf nicht in das Blut der Katze kommen. Um dieses zu verhindern, wird das fremde Mäuseeiweiß im Magen-Darm-Kanal mit Hilfe verschiedener Enzyme, also Drüsenprodukten, abgebaut bis zu den kleinsten Einheiten des Eiweißes, den Aminosäuren, die selbst nichts mehr vom Wesen der Maus in sich haben. Deshalb können sie unbeschadet resorbiert, das heißt in den inneren Stoffwechsel aufgenommen werden. Nur durch diesen gründlichen Abbauprozeß ist es möglich, daß die Katze eben Katze bleibt und nicht im Laufe der Zeit zur Maus wird, weil sie Mäuseeiweiß aufnimmt und schließlich ganz aus diesem bestünde. Der Sinn dieses Abbaus und der Vernichtung fremden Lebens ist es, *das eigene Wesen vor Überfremdung zu schützen*. Dafür besitzt der Organismus ein hochkompliziertes *Immunsystem*, mit dessen Hilfe er das Fremde als fremd erkennt und überwindet, das heißt sich dagegen wehrt, indem er es abbaut. Dieses Immunsystem steht heute im Zentrum der medizinischen Forschung, da man erkannt hat, daß es nahezu bei allen Krankheiten eine Schlüsselstellung einnimmt, besonders deutlich bei Infektionskrankheiten, Aids, Allergie, Krebs und vielen anderen. Es ist der *Wächter der Gesundheit*, spezieller gesagt: der *Schutz des Selbst* vor Nicht-Selbst, das heißt Fremdem.

Was aber ist das Selbst? Kurz gesagt: die geistige Individualität des Menschen, die nicht nur die Seele, sondern auch den Körper bis in die Struktur des Eiweißes individuell formt und ausgestaltet.

Wenn also bei einem Heuschnupfenpatienten Pollen in die Nasenschleimhaut eindringen, dann liegt dies nicht an den »bösen Pollen«, sondern daran, daß die Nasenschleimhaut zu durchlässig ist – der Organismus »gestattet« das Eindringen der Pollen. Jetzt erst, nachdem sie eingedrungen sind, erkennt er die Katastrophe, daß nämlich fremdes Leben in ihm unrechtmäßig vorhanden ist, und er versucht mit allen Mitteln, das Fremde, das Nicht-Selbst zu entfernen. Dazu benutzt der Organismus eine außerordentlich sinnvolle Maßnahme: Er wäscht es einfach aus, das heißt, die Nase läuft, was in Wirklichkeit ein Reinigungsprozeß ist. Das haben in früheren Zeiten die Menschen bei jeder

Art von Ausscheidung richtig empfunden. Eine andere Möglichkeit, sich der Fremdsubstanz zu entledigen, hat der Organismus, indem er sie abbaut. Das geschieht mit Hilfe einer Entzündung. Hier ist deutlich das Immunsystem gefordert, das sich sowohl durch humorale Abwehr (Antikörperbildung) als auch durch zelluläre Abwehr (Lymphozyten, Makrophagen usw.) zur Wehr setzt, wobei bestimmte Drüsen (vor allem Thymus, aber auch Leber, Darm, Nebenniere, eigentlich der ganze Organismus) eine wesentliche Rolle spielen. Diese Vorgänge sind heute genau untersucht, und man erfährt vor allem durch die Aidsforschung ständig neue Ergebnisse. Wesentlicher als die Detailkenntnisse ist es jedoch einzusehen, daß diese entzündliche Reaktion *außerordentlich zweckmäßig* ist, auch wenn sie für den Patienten sehr unangenehm ist. Genau dieses zentrale Moment wird heute erdrückt von der überwältigenden Fülle gewiß hochinteressanter Einzelheiten. Es handelt sich eben bei diesen Abwehrvorgängen um nichts geringeres als um den Schutz des Selbst, das heißt der individuellen Persönlichkeit des Menschen, der sich ohne diesen Schutz durch Überfremdung verlieren müßte.

Die Vorgänge, wie sie am Beispiel des Heuschnupfenpatienten geschildert wurden, können wir genauso auch im *Magen-Darm-Kanal* wiederfinden: Wenn ein nicht oder zu wenig abgebautes Eiweiß die Darmwand durchdringt und somit zunächst in die Darmschleimhaut kommt, reagiert diese ebenfalls mit einer Entzündung; es kommt dann zu einem Darmkatarrh und somit zu Durchfall. Ob es sich dabei um eine Infektion oder eine Allergie handelt, ist sekundär; der Organismus versucht etwas Fremdes auszuscheiden beziehungsweise mit Hilfe einer Entzündung zu überwinden. Ist aber dieses Fremdeiweiß bereits soweit abgebaut, daß es die Darmwand passieren kann, dann kommt es ins Blut, und nun muß der Organismus es anderweitig entfernen. Das geschieht dann über die Haut. Diese ist – neben vielen anderen Funktionen – auch ein Ausscheidungsorgan. Über die Haut können nicht nur Wasser und Salze (Schweiß), sondern auch viele andere, sogar krankheitserregende Produkte ausgeschieden werden, ja selbst solche, die eigentlich über die Niere entfernt werden sollten. Das zum Teil noch fremdartige Eiweiß kann zwar nicht direkt über den Schweiß ausgeschieden werden, aber in der Haut passiert mit ihm nun genau dasselbe wie mit den Pollen in der Nasenschleimhaut: es wird mit Hilfe einer Entzündung abgebaut. Die Haut erscheint dann fleckig rot wie nach einer Berührung mit Brennesseln; daher spricht man von *Nesselsucht* (Urticaria). Reagiert aber nicht nur die Haut, sondern der ganze Organismus mit entzündlich abbauenden Prozessen, so kann es zum Fieber kommen, dem *Nesselfieber* (wieder entsprechend dem Heufieber). Der Sinn dieser Reaktionen ist wiederum, das eigene Wesen, das Selbst vor Fremdem zu schützen. Es ist also so, daß die quälenden Symptome – der Hautausschlag, das Jucken, Brennen, die Entzündung – der Versuch der Heilung sind, ja, daß dies zum Schutze des Organismus geschieht. Die wirkliche Störung, das heißt die Krankheit, liegt ganz woanders, nämlich zum Beispiel in einem mangelnden Abbau des Eiweißes im Magen-Darm-Kanal oder in einer zu großen Durchlässigkeit der Schleimhaut beim Heuschnupfen – in jedem Fall in einem zu schwachen Sichwehren gegen Fremdes. Wegen dieser Schwäche muß der Organismus einen andersartigen Schutz aufbauen, der im Prinzip sinnvoll – allerdings überschießend – ist.

Man könnte jetzt einwenden: Was würde schon passieren, wenn dieser Schutz nicht einträte? Wir haben ja schließlich heute hochwirksame Medikamente zur Verfügung, die sogar in sehr kurzer Zeit den Patienten von den lästigen Symptomen befreien: Die Antihistaminica blockieren das Histamin, das der Organismus produziert, um die Entzündung und damit den Abbau der Fremdsubstanz einzuleiten. Die Cortisonpräparate gehören zu den stärksten entzündungshemmenden Substanzen, die wir kennen. Auf der Grundlage dieser beiden Substanzen ist eine große Zahl hochwirksamer Präparate entwickelt worden, die infolge der Zunahme der allergischen Reaktionen heutzutage in entsprechend großen Mengen angewandt werden. Patient und Arzt sind froh über die rasche Erleichterung und die am Anfang meist zuverlässige Wirkung. Mit ihrer Anwendung, eventuell in Kombination mit antiinflamatorischen und antipyretischen Substanzen, hat man die Sache im Griff und kann Entzündung und Fieber »beherrschen«, richtiger gesagt, unterdrücken. Damit erscheint die Krankheit »beseitigt«, und der Patient ist froh über die Besserung. Ist er aber tatsächlich gesund?

Gesundheit und Krankheit

Es ist interessant, daß es trotz aller Bemühungen keine befriedigende Definition davon gibt, was eigentlich Gesundheit ist. Wer sich vollständig gesund fühlt, muß keineswegs gesund sein; auch der Mensch, bei dem man trotz peinlich genauer Untersuchung nichts Krankhaftes findet, kann sich krank fühlen oder eine noch nicht erkennbare Krankheit in sich tragen. Gesundheit ist kein Dauerzustand, sondern muß immer wieder erhalten oder errungen werden.

Die Anschauung vom Wesen der Krankheit ist aber abhängig von dem herrschenden Zeitgeist, das heißt, von der Welt- und Lebensanschauung der Menschen. Sah man in früheren Zeiten das Auftreten von Krankheiten im Zusammenhang mit »Gottes Fügung« oder auch dem Teufel, so sucht man heute die Krankheitsursachen im Auftreten von Bakterien, Viren, Allergenen und anderen personifizierten Bösewichten. Darum gilt es heute allgemein, sich vor ihnen zu schützen, um gesund zu bleiben. Dies ist jedoch nur die eine Seite der Wirklichkeit. Die andere Seite ist der Mensch, der eben dazugehört, der für das Eindringen dieser Schädlinge in gewisser Weise offen sein muß, einen Boden für sie bereitet. Durch die Art der Lebensanschauung und damit der Forschung hat man das Augenmerk in den vergangenen Jahrzehnten fast ausschließlich auf diese äußeren Dinge gerichtet. In gewisser Weise kam dies einem unbewußten seelischen Bedürfnis der Menschen entgegen, indem der »Schuldige« in Gestalt der Erreger oder Fremdkörper »objektiviert« war und der Mensch sich dadurch entlastet fühlte. In Wirklichkeit handelt es sich bei den Verhältnissen von Allergen—Antikörper, Bakterien—Wirt oder Infektion—Organismus stets um eine Auseinandersetzung des Menschen mit der Umwelt, das heißt, wie oben gesagt, das Selbst mit Fremdem, dem Nichtselbst. Gerade dadurch, daß der Mensch ein offenes System ist und notwendigerweise »Fremdstoffe«, das heißt zum Beispiel Nahrungsmittel, in sich hineinnehmen muß, um leben zu können, ergibt sich diese Problematik der Auseinandersetzung mit der Umwelt.

Diese Auseinandersetzung ist bei den in Rede stehenden Krankheiten, also besonders bei der Allergie gestört, indem der Mensch »zu offen ist«, den Fremdstoffen nicht genügend Widerstand entgegensetzt. Bei jeder akuten Erkrankung kann man diesen Kampf des Organismus mit der Umwelt, also Bakterien, Allergenen und so weiter, unmittelbar erleben. Wie geschildert wurde, kann sich diese Auseinandersetzung zunächst örtlich abspielen, zum Beispiel im Sommer als Heuschnupfen, oder den ganzen Organismus ergreifen (Heufieber). Wenn diese Auseinandersetzung richtig verläuft, ist der Mensch hinterher nicht mehr derselbe wie vorher – er ist stärker, widerstandsfähiger geworden, er ist als Sieger aus dem Kampf hervorgegangen. Am Beispiel der Masern, einer viralen Kinderkrankheit, kann dies klar werden: Wenn ein Kind etwa mit fünf Jahren die Masern wirklich durchmacht, dann bekommt es sein ganzes Leben nie wieder Masern. Auch als Erwachsener ist der Mensch dann gegen diese Infektion gefeit, immun. Die Auseinandersetzung geschah seitens des Organismus durch das Immunsystem, das dadurch so gestärkt, geradezu perfektioniert wurde, daß die betreffenden krankmachenden Viren dem Organismus nichts mehr anhaben können. Er hat es gelernt Masern-Viren zu erkennen und zu beherrschen, diese nicht in den Organismus hereinzulassen. Er erinnert sich noch nach Jahrzehnten daran – eine bleibende Fähigkeit, ebenso wie Radfahren, Schwimmen und so weiter, die man auch nie wirklich verlernt, sofern man sie einmal gründlich erübt hat. Wohl aber kann man diese Fähigkeiten durch weiteres Üben bewahren. Dieses Immunsystem, den Wächter der Gesundheit, wie es oben genannt wurde, bringt aber das Kind bei der Geburt nicht mit, es muß sich erst im Laufe der Zeit durch die Auseinandersetzung mit der Umwelt entwickeln durch den erwähnten Lernprozeß. Nur durch Auseinandersetzung, Überwindung, Übung ist seine Entwicklung und Stärkung möglich. Erst dadurch wird es zu einer funktionierenden Fähigkeit. Das Ergebnis ist dann die Immunität, das heißt die Stärke, daß dem Organismus schädigende Einflüsse nichts anhaben können. Hier gilt aber dasselbe wie bei jeder Entwicklung einer Fähigkeit, ob auf körperlichem oder seelischem Gebiet: Fähigkeiten können nur durch Übung, das heißt wiederholte Anstrengungen entwickelt werden.

Auf seelischer Ebene läßt sich dies am besten verdeutlichen: Man tut einem Kind gewiß keinen Gefallen, wenn man ihm jede Mühe abnimmt, etwas zu lernen. Bei jeder Entwicklung zählt die Anstrengung, nicht nur das Ergebnis! Fähigkeiten müssen errungen werden. Auch ein noch so begabter Musiker wird ohne Übung kein Instrument spielen können. Lediglich in der Medizin glaubt man gegen dieses Prinzip verstoßen zu können: Man »erspart« den Kindern die unliebsame Auseinandersetzung mit den typischen Kinderkrankheiten, die doch eine Übung für das Immunsystem sind. Meistens wird jedes Fieber – das natürlich eine Belastung für den Organismus ist, da er mit Hilfe des Fiebers sich gegen das Fremde wehrt, – sofort mit fiebersenkenden Mitteln angegangen. Entsprechende Maßnahmen werden auch bei ganz banalen Erkältungen schon routinemäßig angewandt. All das geschieht natürlich mit bester Absicht und im Hinblick auf eine kurzfristige Besserung. Jedoch bedeutet das Ersparen dieser relativ geringen Belastung das Verhindern einer Übung, die zugleich zu einer Stärkung des Immunsystems führt. Die Folge davon kann man freilich nicht sofort sehen, sondern sie wird erst im Laufe von Jahren und Jahrzehnten offenbar. Erst dann zeigt sich, daß der Organismus nicht gelernt hat, sich ausreichend gegen Fremdeinflüsse zu wehren – er reagiert erst dann allergisch. Es ist also verfehlt, die Ursachen hierfür kurzfristig etwa in den letzten Tagen oder Wochen zu suchen; sie liegen oft in einem verpaßten Entwicklungsschritt, evtl. sogar schon in der Kindheit. Der richtige Verlauf der Auseinandersetzung mit der Umwelt geschieht so, daß der Organismus dadurch stärker wird. Kommt es aber zu keiner wirklichen Auseinandersetzung, zieht sich der Mensch eher in sein Schneckenhaus zurück, dann folgt ihm sofort die Umwelt, die dadurch die Stärkere wird.

Der Einwand ist naheliegend, daß ja bei den meisten Menschen die Allergie erst im Laufe der Zeit auftritt, daß sie also diese Reaktionsart eigentlich »falsch gelernt« haben, daß also etwas »falsch programmiert« ist. Nach den bisherigen Ausführungen sind die Verhältnisse aber gerade umgekehrt: Die erste Stufe besteht darin, daß der Mensch sich innerhalb seines Organismus etwas aus der Peripherie oder entsprechenden Organen zurückzieht (Nasenschleimhaut, Haut, Darm), diese also nicht mehr voll durchdringt. Erst dadurch können Fremdstoffe (Allergene) in den Organismus eindringen, wodurch die zweite Stufe ermöglicht wird: Jetzt muß der Organismus auf eigenem Felde, das heißt innerhalb der Haut – Schleimhaut oder gar des Blutes – sich gegen diese Fremdstoffe zur Wehr zu setzen, wobei zumeist zuerst eine lokale Reaktion auftritt, später erst eine Allgemeinwirkung. Bei der dritten Stufe ist der Organismus als ganzer gefordert, wobei er nicht mehr nur örtlich mit Entzündung reagiert, sondern Fieber produziert. Gelingt auch dieses nicht mehr, so tritt eine vierte Stufe auf, die später zu besprechen ist.

Bei dem Entstehen der allergischen Reaktion handelt es sich also um ein Problem der Entwicklung, der richtigen Ausbildung des Immunsystems, das gestärkt werden sollte. Es ist von größter Wichtigkeit einzusehen, daß die Krankheit nicht etwa mit der allergischen Reaktion beginnt, sondern mit der erwähnten ersten Stufe, bei der nicht mehr der ganze Organismus mit Geist und Seele durchdrungen ist. Gegen dieses Eindringen von Fremdem wehrt sich der Organismus örtlich durch Entzündung, oder er setzt schließlich seine stärkste Waffe ein, nämlich das Fieber. Was geschieht, wenn er nicht mehr so reagieren kann, werden wir später sehen.

Die Bedeutung des Fiebers

Für die meisten Menschen ist das Fieber, ja schon eine Entzündung auch heute noch ein Schreckgespenst und der Inbegriff von Krankheit. Diese Meinung ist ein Überbleibsel aus verflossenen Jahrhunderten, als Krankheiten wie Pest, Typhus, Cholera und so weiter tatsächlich mit sehr hohem Fieber verbunden waren. Diese Krankheiten sind zwar verschwunden, geblieben aber ist die Angst vor dem Fieber. Inzwischen hat man jedoch zweifelsfrei gefunden, daß Fieber selbst nur äußerst selten gefährlich ist, daß es aber eine sehr bedeutsame Aufgabe bei den Abwehrvorgängen spielt: Es ist gewissermaßen der Startschuß, der das Immunsystem zur Tätigkeit ruft. Die Aktivierung der weißen Blutkörperchen, der Leukozyten, die Bildung von Antikörpern und so weiter, tritt erst nach dem Fieberanstieg auf. Deshalb reagiert der Organismus mit Fieber auf eine Infektion, also das Eindringen von Bakterien oder anderen Fremdsubstanzen (Viren, Pollen und anderes). Der Sinn der fieberhaften Reaktion ist die Aktivierung des ganzen Organismus, sich anzustrengen, die »Eindringlinge« zu vernichten, aufzulösen und auszuschalten – sie werden so unschädlich gemacht.

Die Entzündung und das Fieber sind also höchst sinnvolle Vorgänge, die der Abwehr dienen, dem eigenen Schutz gegen Fremdwirkungen. In den letzten Jahren ist man auf diese heilsame Funktion des Fiebers, die in älteren Zeiten durchaus bekannt war, wieder aufmerksam geworden, jedoch wird es in einer nicht im naturgemäßen Sinne vorgehenden Praxis weiterhin routinemäßig unterdrückt.

Gewiß erfolgen durch das Fieber enorme Abbauprozesse, die sich vor allem auf das Eiweiß richten. Wie man früher mit Recht sagte: Der Fieberkranke »fällt vom Fleisch«. Die Gefahr, daß dies zu weit gehen könnte, ist ohne jeden Zweifel übertrieben. Direkte Schädigungen durch Fieber sind so extrem selten, daß diese Angst unbegründet ist. Dennoch ist diese Aktivierung des Organismus eine enorme Anstrengung, die ihn schwächt. Das ist aber bis zu einem gewissen Grade eine notwendige Erscheinung: Jede Anstrengung und Übung schwächt zunächst einmal. Die Kunst des Trainings ist es, die Belastung nicht zu groß und nicht zu klein zu halten, so daß sie nicht so stark ist, daß eine Schädigung eintritt, aber andererseits intensiv genug, um eine Stärkung zu bewirken. Das ist beim Sport jedem Trainer geläufig. Man wird an Nietzsches Wort erinnert: »Was mich nicht umbringt, macht mich nur stärker.« Auch wenn ein Kind laufen lernt, fällt es auf die Nase; ein Risiko, das man eingeht, weil der Nutzen es rechtfertigt. Das gleiche gilt für Bergsteigen, Skifahren und jeden Sport. Es ist wichtig und richtig, Risiko und Nutzen gegeneinander abzuwägen. Das wird in Krankheitsfällen aber viel zu wenig getan, da der Nutzen nicht eingesehen und gleichzeitig das Risiko meist überbewertet wird. Das Ergebnis ist, daß Kinder, aber auch Erwachsene vor lauter Schutz- und Gegenmaßnahmen zu keiner Entwicklung und zu keinem Aufbau der Fähigkeiten ihres Immunsystems kommen. Die Menschen wachsen wie in einem Glashaus auf und sind dann später ungeübt, den Einflüssen der Außenwelt ausgeliefert. Genau das ist bei den Allergien der Fall.

Zur Nahrungsmittelallergie

Diese Verhältnisse kann man auf dem Gebiet der Ernährung beispielhaft studieren: Der Säugling ist nur in der Lage, Muttermilch zu verdauen. Dies ist von Natur aus das für die erste Lebenszeit einzig passende Nahrungsmittel. Die Muttermilch ernährt nicht nur in idealer Weise den Säugling, sondern verleiht ihm durch ihren Gehalt an Abwehrstoffen auch noch weitgehend den Schutz gegen Infektionen und Fremdstoffe, den er erst später selbst erwerben muß. Die Milch jeder Tierart hat eine andere, spezialisierte chemische Zusammensetzung. Mit einer unerhörten Präzision ist zum Beispiel jede Tiermilch für das betreffende Junge genauso gebildet, daß sie der Geschwindigkeit des Wachstums des jungen Tieres Rechnung trägt. Trotz aller Anpassung und Verträglichkeit sind alle Präparate zur Säuglingsernährung auf Kuhmilchbasis artfremd, auch wenn man mit ihnen hervorragende »Aufzuchtergebnisse« erzielen kann. Eine Ernährung auf Kuhmilchbasis hat allerdings bei Stillunfähigkeit der Mutter ihre Berechtigung. Die Besonderheit des Säuglings liegt aber darin, daß er noch kein voll funktionierendes Immunsystem besitzt, er somit die fremde Milch nicht als fremd empfinden kann – und sich auch nicht »richtig« dagegen wehrt. Sein Verdauungssystem ist zunächst noch schwach und nur auf Muttermilch eingerichtet. Erst im Laufe von Monaten entwickelt das Kleinkind allmählich die Fähigkeit, auch andere Nahrung als Milch verdauen zu können. Die Mutter nimmt darauf Rücksicht, indem sie nicht von einem Tag auf den anderen auf Erwachsenennahrung überwechselt, sondern diesen Übergang schrittweise vollzieht. Auf diese Weise entwickelt das Kind über Monate und Jahre hin allmählich die Fähigkeit der Verdauung. Es lernt, die Nahrung als »Fremdkörper« zu empfinden und mit Hilfe des Leber-Galle-Systems, der Bauchspeicheldrüse und Darmdrüsen richtig abzubauen. Im idealen Fall ist diese Fähigkeit so entwickelt, daß schließlich der Erwachsene »alles verträgt«. Erst beim sehr alten Menschen läßt diese Fähigkeit wieder nach. Damit hängt zusammen, daß gestillte Kinder, wie oben erwähnt, nicht nur gegenüber Durchfällen und Atemwegserkrankungen einen gewissen Schutz genießen, sondern auch bei allergiebelasteten Familien der Ausbruch allergischer Reaktionen geschwächt oder verhindert werden kann.

Auch bei dieser Entwicklung einer Fähigkeit spielt das Üben eine große Rolle. Wenn ein Kind – aber auch der Erwachsene – sehr häufig oder fast ausschließlich eine zu verfeinerte Nahrung zu sich nimmt, die keinerlei Herausforderung für die Entwicklung eines funktionierenden Verdauungssystems bietet, dann bleibt dieses eben schwach. Eine Substanz, die praktisch keinerlei Kräfte zur Verdauung erfordert, ist der *Zucker*, der an der Grenze von lebendigen zu toten Substanzen steht. Er stammt zwar aus der Pflanze, war also einmal lebendig, zeigt aber als Kristall alle Kennzeichen einer wirklich toten Substanz. Gerade deshalb kann er auch sofort aufgenommen werden, das heißt geht sofort ins Blut ohne Verdauungstätigkeit. Dadurch ist ein Appell an den Wächter, das Immunsystem, im weiteren Sinne das Verdauungssystem, nicht nötig. Deshalb wirkt Zucker selbstverständlich weder giftig noch akut Allergie auslösend, wohl aber begünstigt die heute gebrauchte Menge die chronischen Allergien beziehungsweise die Abwehrschwäche.

Ähnliches gilt für Weißbrot, während Vollkornbrot erhebliche Anforderungen an das Verdauungssystem stellt. Beim Gemüse zum Beispiel steigert Kochen die Verdaulichkeit; gekochte Nahrung erfordert weniger Anstrengung beim Verdauen. Das ist bis zu einem gewissen Grade sinnvoll. Aber wenn der Mensch sich über lange Zeiträume hin nur von Gekochtem, womöglich Konserven-Gemüse ernährt, mit hohen Anteilen von Weißbrot, Zucker und anderen »leicht verdaulichen« Dingen, dann muß sein Verdauungssystem schwach bleiben oder schwach werden – auch wenn diese Dinge vordergründig sehr gut »bekömmlich« sind. Die Fähigkeit zur Verdauung, das heißt zum richtigen Abbau der Nahrung, muß also erst im Laufe der kindlichen Entwicklung erworben werden; sie bleibt aber keineswegs immer so, wenn sie nicht weiterhin geübt wird. Es gibt heute durchaus schon Menschen, die gegen so viele Nahrungsmittel allergisch reagieren, daß ihre gesamte Ernährung in Frage gestellt ist.

Es ist wichtig, hierbei die akute von der chronischen Wirkung zu unterscheiden. Eine *akute* Unverträglichkeit äußert sich sehr rasch, wenn auch sehr verschieden. Es kann zu Durchfall kommen, Hautausschlägen, Übelkeit bis Kreislaufkollaps (!), Herzklopfen, Müdigkeit und anderem. Da diese Reaktionen ziemlich rasch, das heißt innerhalb von Stunden auftreten, ist es meistens ziemlich leicht herauszufinden, welches Nahrungsmittel nicht vertragen wird.

Weit schwieriger ist es, die *»maskierte« Allergie* zu entdecken, da die Reaktion *chronisch* beziehungsweise verzögert abläuft. Hier handelt es sich um dieselbe Erscheinung wie bei echten Vergiftungen: Eine akute Vergiftung wird sofort bemerkt, die dauernde Zufuhr von kleinen Mengen von »Giften« erzeugt jedoch keine vordergründige Symptomatik. Erst im Laufe von Wochen, Monaten oder Jahren merkt der Mensch, daß etwas nicht in Ordnung ist – und denkt zu allerletzt an die allmähliche Sensibilisierung des Organismus gegenüber manchen Nahrungsmitteln oder »Spuren« von Zusätzen, das heißt, an eine erworbene Allergie. Hinzu kommt, daß der betreffende Mensch ja früher diese Dinge immer vertragen hat! Viele chronische Krankheiten können durch solch eine maskierte Allergie, die gleichbedeutend ist mit einer chronischen Vergiftung, zwar nicht verursacht, aber doch erheblich verschlimmert oder an der Heilung verhindert werden. Es dürfte klar sein, daß hiervon besonders »sensible« Personen betroffen werden, das heißt, gerade diejenigen, die »offen« für die Umwelt sind, also genau die Situation, wie sie für das Zustandekommen der Allergie geschildert wurde. Gerade für diese Menschen ist es kein Trost zu erfahren, daß die Verträglichkeit getestet ist, daß es sich um unschädliche Substanzen handelt, und so weiter.

Es ist sehr aufschlußreich, daß die auslösenden Substanzen für die akute und die chronische, maskierte Allergie verschieden sind. Bei der akuten Allergie, etwa dem Heuschnupfen, kommen als auslösend praktisch nur lebendige, oder allgemeiner gesagt: organische Substanzen in Betracht, eben zum Beispiel Pollen, Haare, Bettfedern und so weiter. Bei der chronischen Reaktionsform dagegen stehen zumeist anorganische, synthetische Substanzen im Hintergrund, die akut in der Regel keinerlei Symptome bewirken.

Wie kommt es zu diesem bedeutsamen Unterschied? Wir haben gesehen, daß sich der Organismus gegen fremdes Leben wehren muß, um nicht überfremdet zu werden, das heißt, er muß sein Selbst in seinem Körper bewahren können. Andernfalls würde er durch das fremde Leben in seinem eigenen Leben beeinträchtigt. Letztlich ist dies ein Problem der freien Entfaltung der Persönlichkeit. – Gegen diese Gefahr wird also das Immunsystem als Wächter aufgebaut.

Gerade die Chemikalien, synthetischen Stoffe, die als Farbstoffe, Konservierungsstoffe, Stabilisatoren, Emulgatoren, Fungizide, Pestizide und so weiter in mehr oder weniger »unbedeutender« Menge auch in unseren Nahrungsmitteln vorhanden sind, erzeugen fast nie eine akute Allergie, da sie ja tote Substanzen sind. Genau hier liegt aber die Problematik. Tote Substanzen empfindet der Organismus naturgemäß nicht als fremdes Leben und reagiert nicht gegen sie. Deshalb »versagt« hierbei der Wächter, das Immunsystem. Diese fremden Substanzen können zum Beispiel im Organismus symptomlos gespeichert werden. So hat jeder Europäer durchschnittlich 2 Milligramm DDT pro Kilogramm Körpergewicht in seinem Organismus im Fettgewebe gespeichert. Dabei bewirken 110 – 140 Milligramm pro Kilogramm Körpergewicht täglich beim Menschen noch keine erkennbare Schädigung! Solche Befunde besagen aber nur, daß die *akute* Toxizität gering ist, daß sich daraus aber eine Schlußfolgerung für die *chronische* Vergiftung nicht ziehen läßt.

Andere Substanzen dagegen werden eliminiert. Dazu aber müssen sie zunächst lebendig gemacht werden, das heißt zu einer organischen Verbindung umgewandelt werden. Diese aber kann dann hochgradig als Allergen wirken. Sowohl die Umwandlung der toten Substanz in eine organische Verbindung als auch deren Erkennen als fremd und giftig, das heißt als Allergen, erfordert eine bestimmte Zeit. Das ist genau die Zeit, die der Organismus braucht, um die Allergie zu entwickeln. So kann zum Beispiel vor allem Nickel, aber auch Chrom, die bei billigem Schmuck oder Brillengestellen verwendet werden, reaktionslos auf der Haut vertragen werden; mit der Zeit aber entwickeln manche Menschen dagegen eine Allergie. Das gleiche gilt als Berufsekzem für Menschen, die regelmäßig mit Konservierungsstoffen, Farbstoffen und so weiter in Berührung kommen, wie Friseure (Dauerwellenlegen), ja auch Bäcker können im Lauf der Jahre auf Mehl allergisch reagieren, wobei unter Umständen auch die Quecksilberspuren (Reste der Beizung der Getreidekörner) eine Rolle spielen. Bei entsprechender Belastung kann dies unter Umständen zur Berufsaufgabe führen. Nicht sofort, sondern mit der Zeit entwickelt sich eine Überempfindlichkeit gegen diese Substanzen des täglichen Umgangs. So schwerwiegend dies für einen Menschen sein mag, weil sie unter Umständen zur Berufsaufgabe führt, muß man doch sagen, daß es für sein Leben keine Gefährdung bedeutet, solange die Erscheinungen örtlich begrenzt bleiben, zum Beispiel auf die Hände. Ein strenges Vermeiden des Kontaktes mit diesen Substanzen kann den betreffenden Menschen völlig gesund erscheinen lassen.

Schlimmer für das Leben ist es, wenn sich solche Substanzen in Lebensmitteln finden. Hunderte, zum Teil Tausende von Bleichmitteln, Aromastoffen, Farbstoffen, Konservierungsmitteln und so weiter sind zum Schönen, »Verbessern«, Haltbarmachen, Konservieren und so weiter als Zusätze erlaubt und nicht in allen Ländern deklarierungspflichtig. Selbstverständlich sind diese Substanzen alle auf die akute Giftwirkung getestet und in dieser Beziehung »harmlos«. Das besagt jedoch nichts für die chronische Zufuhr. Wie bereits dargestellt, entwickelt sich eine Überempfindlichkeit gegen diese Substanzen oft erst im Laufe von Monaten oder Jahren und nur bei besonders sensiblen Menschen.

Einer der ersten, der auf ganz außergewöhnliche Reaktionen auf diese »ungiftigen« Zusätze bei Nahrungsmitteln hingewiesen hat, war der amerikanische Kinderarzt Feingold. Er beobachtete, daß auch Erwachsene, aber besonders Kinder, die überaktiv, zappelig, unruhig, ja aggressiv sind, in kurzer Zeit gebessert werden, wenn man ihnen eine Nahrung verabreicht, die frei von allen diesen Zusätzen ist. Gibt man dann nach einiger Zeit zu Testzwecken eine Nahrung, die diese Substanzen enthält, so können die zum Teil schweren nervösen, ja psychiatrischen Störungen in wenigen Stunden wieder auftreten. Man hat hier von *Neuroallergie* gesprochen, die aber nur dann auftritt, wenn ein sogenannter minimaler Hirndefekt besteht, der aber keinerlei intellektuelle oder sonstige Einschränkungen zur Folge hat. Das besagt aber wiederum nur, daß eine extreme Offenheit gegenüber manchen Substanzen besteht, die sich dann an irgendeinem Organ äußert. Auch Phosphate können bei empfindlichen Menschen ähnliche hochgradige Störungen hervorrufen. Erschwert wird das Erkennen des Zusammenhanges zwischen der Störung und dem Phosphat dadurch, daß die Phosphate nicht deklarationspflichtig sind, da sie ja »natürliche« Substanzen sind, die sogar der Organismus braucht. Das Problem liegt darin, daß einerseits diese »natürlichen« Substanzen in unnatürlichen Mengen den Lebensmitteln zugesetzt werden und daß manche Menschen empfindlicher reagieren als andere, was in früherer Zeit auch nicht der Fall war.

»Seelische Allergien«

Wie wir gesehen haben, können krankhafte Reaktionen beziehungsweise Überempfindlichkeiten gegen an sich ungiftige, scheinbar harmlose Substanzen auch auf seelisch-geistigem Gebiet auftreten, bis zu psychiatrischen Störungen. Tatsächlich kann auf seelisch-geistigem Gebiet sich ebenfalls eine Allergie entwickeln, was bezüglich des organischen Auftretens sogar sehr lehrreich sein kann, weil hier derselbe Vorgang leichter zu studieren ist als auf organischem Gebiet.

Nehmen wir an, es erscheint jemand an der Tür und versucht dem Wohnungsinhaber irgendein Gerät zu verkaufen. Dieser erklärt vielleicht, daß er daran nicht interessiert sei, oder solch ein Gerät schon besitze, und wird den Besucher verabschieden. Wenn derselbe Vertreter am nächsten Tage wieder erscheint, dann wird die Abfertigung schon kürzer ausfallen. Kommt aber derselbe Vertreter am dritten, vierten, vielleicht gar am fünften Tage mit demselben Anliegen wieder, so kann es sein, daß der Wohnungsinhaber sehr energisch wird, schimpft und ihm die Tür vor der Nase zuschlägt. Vielleicht steigt sogar schon beim bloßen Anblick des Vertreters sein Blutdruck, und er macht seiner Erregung mit lautstarken, möglicherweise unpassenden Worten Luft. Dies ist nichts anderes als eine *allergische* Reaktion; er ist im Laufe von diesen Tagen *über*empfindlich geworden gegen diesen Menschen, seine Seele ist »sensibilisiert«, seine überreizte, überforderte Seele wehrt sich jetzt gegen den Fremden übermäßig, obwohl der Fremde am fünften Tag vielleicht genauso höflich ist wie am ersten. Dies ist die erste Reaktionsmöglichkeit – eine sich entwickelnde Über-Reaktion.

Es gibt aber auch eine zweite Möglichkeit der Reaktion: Wer sich hervorragend beherrschen kann, wird trotz der Aufdringlichkeit nicht aus der Rolle fallen, er wird höflich, aber so bestimmt seine Meinung äußern, daß der Fremde nicht mehr wagt, wiederzukommen. In diesem Falle kann man sagen: Der Wohnungsinhaber beherrscht sich selbst und ist gleichsam *immun* gegen die Belästigung; er schafft die Situation aus innerer Stärke und Ichhaftigkeit, während im ersten Fall eine allergische also übermäßige Reaktion sich entwickelt hat oder auch schon veranlagt war.

Derselbe Vorgang kann sich aber als dritte Möglichkeit noch anders abspielen: Der Wohnungsinhaber weiß zwar, daß er dieses Gerät nicht braucht, aber der Vertreter erscheint ja als ganz netter Mensch, er läßt ihn also ins Haus (wobei der geschickte Verkäufer weiß, daß nun das Gerät schon halb verkauft ist!). Nach einer gelungenen Demonstration des Gerätes traut sich der Wohnungsinhaber nicht mehr, nein zu sagen und unterschreibt – obwohl er es eigentlich nicht will. Diese Handlung geschieht aus Schwäche, aus Verzicht auf Abwehr. Dieser Mensch hat Fremdwirkungen widerstandslos hereingelassen; er ist nicht mehr Herr im eigenen Hause, er läßt sich beherrschen, er ist dem Fremden unterlegen.

Genau dieselben Verhältnisse kennt man auch innerhalb des Immunsystems, nämlich die Allergie und ihr Gegenteil, die *Anergie.* Dem Schöpfer des Begriffes Allergie war diese *fehlende* Reaktion durchaus bekannt; er nannte sie eben Anergie, das heißt, es geschieht nichts. Heute beginnt man zu realisieren, daß die Anergie bei weitem schlimmer sein kann als die Allergie. Man nennt diesen Zustand auf organischer Ebene auch Reaktionsstarre, mangelnde Abwehr, Schwäche des Immunsystems und so weiter. Das Eigenartige, aber zugleich Trügerische ist, daß der Mensch in der anergischen Phase keine Reaktion zeigt, also gesund erscheint! Er bekommt zum Beispiel kein Fieber bei einer Grippe-Epidemie, worauf er vielleicht sogar stolz ist. In Wirklichkeit aber ist sein Organismus zu schwach, sich gegen fremde Einwirkungen – seien es Viren, Bakterien oder Fremdkörper – zur Wehr zu setzen. Die Folge ist, daß er äußeren Einflüssen wehrlos ausgeliefert ist; er ist nicht mehr Herr im eigenen Hause mit der Folge, daß ihn Fremdprozesse über kurz oder lang überwältigen, ein ausgesprochen chronischer Zustand. Die Anergie ist also die Reaktionslosigkeit, die Abwehrschwäche gegenüber Fremdem, das sich ungehemmt im Organismus ausbreiten darf. Der anergische Mensch reagiert also nicht mehr gegen eindringendes Fremdleben – aber auch nicht mehr gegen Leben, das sich seinem Organismus selbst entfremdet hat – und das ist beim Krebs der Fall! Hier wachsen Zellen »wild«. Daß sie dies tun, liegt aber nicht an den Zellen, sondern am Organismus, der dieses Leben nicht mehr beherrschen kann, nicht mehr differenziert, ja es nicht einmal als »fremd« erkennt und somit duldet. Heute sieht man die Krebskrankheit durchaus im Zusammenhang mit dem Immunsystem. Dieser Wächter der Gesundheit ist gelähmt bei der Anergie.

Es gibt also drei verschiedene Reaktionsmöglichkeiten:

Allergie, eigentlich Hyperergie, Überreaktion	*Über*empfindlichkeit	Schwäche, warm, akut
Normergie, gesunde Reaktion	Immunität	Stärke
Anergie, fehlende Reaktion	*Un*empfindlichkeit	Schwäche, kalt, chronisch

Aus dieser schematischen Zusammenfassung wird ersichtlich, daß die Gesundheit (Normergie) in der Mitte steht und daß es von ihr zwei Abweichungen gibt, nämlich die Allergie und die Anergie. Die erstere verläuft zumeist akut mit Entzündungen, ist also eine warme Krankheit, während die Anergie ausgesprochen chronisch ist. Es passiert nichts (mehr). Sie steht auf der kalten Seite und führt zu einer Erstarrung. Reagiert der Allergiker überempfindlich, so liegt bei der Anergie eine Unempfindlichkeit vor. Beides ist krankhaft. Der gesunde Mensch sollte sehr wohl empfindlich sein, aber eben nicht *über*empfindlich.

Die Immunität muß sich der Mensch erwerben; sie ist Ausdruck der

Gesundheit, aber ebenso wie diese kein Dauerzustand. Er kann sie im Leben stärken oder wieder verlieren.

Gelingt es dem Menschen nicht, die Immunität zu entwickeln oder zu erhalten, dann unterliegt er den Fremdeinflüssen: der Organismus zeigt bereits eine gewisse Schwäche; der Kampf findet schon auf eigenem Boden statt. Die allergische Reaktion ist der fast schon verzweifelte Versuch einer sinnvollen Abwehr. Kommt es nicht zu einem Sieg, einer Überwindung, sondern zu einer Resignation, so tritt die zweite Phase der Schwächung ein, eben die Anergie, was schließlich zum Verlust des ganzen Organismus führen kann.

Folgerungen

Der Mensch lebt in ständiger Auseinandersetzung mit seiner Umgebung. Er darf sich ihr nicht total verschließen, aber auch nicht bedingungslos öffnen und hingeben. Hier sollte ein Gleichgewicht herrschen. Die Umwelt sollte nicht nur auf den Menschen wirken, sondern er muß sich ihr auch als Selbst entgegenstellen, behaupten.

Nun wird dieses unvermeidbare Aufeinandertreffen von Umwelt und Innenwelt durch beide Komponenten beeinflußt. Wir haben gesehen, daß bei der Allergie Fremdsubstanzen vermehrt eindringen. Dies kann darauf beruhen, daß entweder die Umwelt stärker oder die Innenwelt schwächer wird. Tatsächlich trifft beides zu.

Die Zunahme der Umweltverschmutzung ist heute ein allgemein bekanntes Problem. Dabei wird aber noch immer nicht ausreichend realisiert, daß die Art von »Schmutz« quantitativ und vor allem qualitativ immer stärker wird. Radioaktive Produkte (fallout der Atombombenversuche und Katastrophen) gab es vor 50 Jahren noch nicht. Immer mehr hochaktive biologisch wirksame Substanzen (im Sinne der Vernichtung, Pestizide, Insektizide, radioaktive Substanzen und so weiter) werden hergestellt, wobei nicht nur diese, sondern die dabei entstehenden Abfallprodukte und ihre Entsorgung heutzutage allenthalben Sorgen machen. All diese Dinge bis zum sauren Regen zeigen offensichtlich ihre Lebensfeindlichkeit. Davon ist nicht nur der Wald betroffen, sondern, wie ausgeführt wurde, erzeugen gerade die sogenannten unterschwelligen Dosen beim Menschen Stoffwechselstörungen, überfordern und überreizen oder umgehen das Immunsystem; sie lähmen es und führen so zu chronischen Störungen. Gerade weil sie zumeist keinen akuten Schaden anrichten, oder in längeren Zeiträumen keinen unmittelbar sichtbaren Schaden, meint man sie vernachlässigen zu können. Um so verheerender ist die Langzeitwirkung.

Gewiß ist ein berechtigter Einwand, daß auch die Natur Gifte produziert (giftige Mineralien, Giftpflanzen, giftige Tiere). Diese sind jedoch im Verhältnis zu den nichtgiftigen Vertretern der Naturreiche äußerst selten, seit alters bekannt, überschaubar, lokalisierbar und deshalb leicht vermeidbar. Sie werden auch niemals eine Verbreitung erreichen, wie dies bei den weltweit überallhin vermarkteten Produkten der chemischen Industrie der Fall ist (zum Beispiel: bisherige Produktion von DDT 1,5 Millionen Tonnen, wovon nach 30 Jahren noch über 80 % vorhanden sind).

Diese ständige Zunahme der Schadstoffe (»Pollution«) wirkt nicht nur lebensfeindlich auf die Pflanzen, sondern auch auf den menschlichen Stoffwechsel, der dadurch geschwächt wird, wobei es zum Beispiel bei der radioaktiven Belastung keine minimale, absolut unschädliche Dosis gibt. Dennoch ist die Reaktion des Menschen auf die äußere Belastung individuell verschieden. Ist er stark genug, dann verhindert er wenigstens weitgehend das Eindringen beziehungsweise die Schädlichkeit. Hier liegt die eigentliche Problematik! Der Einwand mag naheliegen, daß die Menschen immer stärker geworden sind und deshalb auch älter werden. Älter werden sie, aber keineswegs gesünder! Gerade die chronischen Krankheiten nehmen ja zu, gegen die man heute sehr wenig oder nichts machen kann. Das Immunsystem ist weltweit geschwächt. Wie ausführlich dargestellt, muß es aber nicht nur erworben, sondern gepflegt werden, da es Ausdruck des Selbst, eigentlich der Stärke des Menschen in der Auseinandersetzung mit der Umwelt ist.

Die hier gemeinte, innere Stärke – beziehungsweise Schwäche – kann sich in verschiedener Form äußern. Ein nicht erkanntes Symptom von Schwäche ist zum Beispiel die *Angst.* In der ganzen »zivilisierten« Welt nimmt die Angst zu, wobei es keine Rolle spielt, worauf sie sich richtet. Objekte gibt es genügend wie Atomkrieg, Bakterien, Kommunisten, Krebs, Aids, Inflation oder ein Unbestimmtes. Angst ist aber immer ein Zeichen einer wirklichen oder vermeintlichen Unterlegenheit, das heißt Schwäche. Wer sich wirklich stark fühlt und überlegen ist, braucht keine Angst zu haben. Allerdings ist Säbelrasseln und Waffengeklirr noch kein Zeichen von Stärke.

Viele Menschen versuchen die Angst durch Ablenkung, Unterhaltung, Hektik, Konsum und »Genuß« zu unterdrücken beziehungsweise zu verdrängen. Doch damit übertünchen sie nur eine innere Leere – und setzen sich durch dieses Verhalten weiteren Einflüssen von außen aus, gegen die sie sich nicht zur Wehr setzen.

Als ein kleines Beispiel der zunehmenden unbemerkten Fremdwirkungen im Menschen sei nur die dauernde »Musik«-Geräuschberieselung genannt, der sich der Mensch in jedem Warenhaus, Restaurant, Omnibus, Wohn- oder Schlafzimmer dauernd aussetzt, und zwar ohne wirklich hinzuhören. Dabei wird dauernd der Wächter, der kontrolliert, was in den Organismus hereinkommen darf, das Bewußtsein, außer Funktion gesetzt. Diese Einflüsse strömen »unverdaut« in den Organismus, ohne daß dieser sich dagegen zur Wehr setzen kann. Genau dies wurde als charakteristisch für die allergische Reaktion dargestellt. Wie bei schleichenden Giften stellt sich die Wirkung nicht sofort ein, sondern erst nach Jahren oder Jahrzehnten, und daher erkennt man Ursachen und Zusammenhänge nicht. Selbstverständlich ist diese Geräuschberieselung nicht die Ursache der Allergie, wohl aber ein Faktor, der die menschliche Konstitution im Sinne einer Schwächung der Abwehr beeinflußt.

In besonders gekonnter Weise werden diese Dinge praktiziert in der Werbung, die eigentlich nur informieren sollte, die aber immer raffinierter so gestaltet wird, daß sie »wirksamer« wirkt, das heißt unbemerkter und tiefer in den Organismus eindringt. Dadurch wird dem Menschen ein fremder Wille aufgezwungen, der der Bewußtseinskontrolle des eigenen Ich unbemerkt entzogen ist.

Trotz aller genauen Kenntnisse über Einzelheiten der immunologischen Reaktionen, wird ein allgemeiner Faktor wenig beachtet, nämlich der Streß. Dieses Wort wurde zur Beschreibung einer Allgemeinreaktion in die Medizin eingeführt, ist aber inzwischen in den allgemeinen Sprachgebrauch übergegangen. Es handelt sich, kurz gesagt, um eine Überlastung des Organismus seitens des Nerven-Sinnes-Systems, wodurch wieder vermehrt äußere Einflüsse einwirken können. Man weiß heute, daß Streß das Immunsystem negativ beeinflußt, das heißt, die positiven Abwehrreaktionen abschwächt oder gar lähmt.

Durch alle diese Einflüsse, für die es viele Beispiele gibt, sammeln sich fremde Wirkungen im Organismus an, die nicht mehr wirklich zum Selbst gehören und die geistige Individualität mit ihren spezifischen Aufgaben geradezu erdrücken. Der »blinde Seher« Jacques Lusseyran sagt es treffend: »Die Verschmutzung des Ich schreitet schneller vorwärts als die der Erde.«

Man könnte einwenden, daß es sich bei diesen Beispielen um geistig-seelische Probleme handele, während doch die Allergie ein körperlicher

Ablauf sei. Im Zeitalter der Psychosomatik sollte aber solch ein Einwand nicht mehr gemacht werden, nachdem man doch weiß, daß zum Beispiel eine nicht »verdaute« seelische Situation sich nach einiger Zeit in Magenbeschwerden oder einem Magengeschwür äußert. Der nicht bewältigte Vorgang ist organisch geworden. Weil dazu unter Umständen Jahre nötig sind, hat man den Zusammenhang lange Zeit nicht erkannt. Mit einer entsprechend langen Verzögerung von Jahren können die genannten seelisch-geistigen Faktoren auch das körperliche Immungeschehen beeinflussen. Im übrigen ist seit langem bekannt, daß bei einer typisch allergischen Erkrankung, dem Asthma, die Anfallsattacken nicht nur durch Allergene ausgelöst werden können, sondern genauso oder sogar stärker durch seelische Einflüsse.

Zur Therapie

Jede wirkliche Therapie sollte eine Unterstützung des Organismus im Kampf mit der Krankheit sein. Dazu ist eine nahezu selbstverständliche Voraussetzung, daß man alles vermeidet, was die Krankheit fördert. Wir haben gesehen, daß die allergische Reaktion nicht die Krankheit ist, sondern ein Versuch, das Selbst vor Überfremdung zu schützen. Daß der Organismus, das heißt das Immunsystem dabei über das Ziel hinausschießt, spricht nicht gegen die prinzipielle Zweckmäßigkeit. Bei dieser Überwindung benutzt der Organismus das Fieber als ein Instrument, sich gegen Fremdes zur Wehr zu setzen. Schon im vorigen Jahrhundert war bekannt, daß Krebs und fieberhafte Krankheiten sich eigentlich ausschließen, ja, daß das eine das Heilmittel des anderen ist. Von vielen Seiten wurde zweifelsfrei festgestellt, daß Krebskranke in ihrer Entwicklung viel weniger fieberhafte Erkrankungen durchgemacht haben als andere Menschen. Im vorigen Jahrhundert wurden bereits Versuche unternommen, den Krebs durch hochfieberhafte Erkrankungen zu heilen – sogar mit Erfolg. Allerdings hat man dazumal andere Maßstäbe gehabt als heute, indem man heute die durchschnittliche Lebensverlängerung als Maßstab nimmt, nicht die Heilung.

Zu einer umfassenden Therapie der Allergie ist es also nötig, zunächst das Immunsystem richtig zu entwickeln, was in der Kindheit geschehen sollte. Eine wesentliche Aufgabe hierbei kommt den Kinderkrankheiten zu, die eine ausgesprochene Übung für das Immunsystem sind. Wenn zukünftig die Kinder diese Möglichkeiten nicht mehr haben werden, da sie durch die Impfung nur eine sogenannte abortive Form durchmachen, die aber keine wirkliche Anstrengung bedeutet (das heißt eine Stärkung), können sie ihr Immunsystem nicht kräftig genug entwickeln. Die Folge sieht man natürlich nicht sofort, sondern eben erst nach Jahrzehnten! Der Einwand, daß Schäden durch das Verhindern der Kinderkrankheiten verhütet werden, ist nur zum Teil berechtigt, da einseitig die wenigen wirklich gravierenden Fälle einer Schädigung hervorgehoben werden. Gewiß kann jede Tätigkeit, zum Beispiel jede Sportart, eine Schädigung bewirken. Das Problem ist es nicht, diese Übungen und Anstrengungen zu verhindern, sondern sich so zu verhalten, daß die Schädigungen durch dieses Verhalten verhindert werden. Bekanntlich hat beim Sport der Trainierte wesentlich weniger Unfälle als der Untrainierte. In der Medizin berücksichtigt man diese Verhältnisse jedoch nicht.

Ein anderer Faktor ist eine wirkliche Hygiene des geistig-seelischen Lebens »gegen die Verschmutzung des Ich«, das bewußte Verhindern ungewollter und auch unerwünschter Einflüsse. Statt dessen die innere Stärkung durch geistig-seelische Aktivität, die eine neu zu entwickelnde seelische Hygiene erfordert.

Es versteht sich, daß die entsprechenden Maßnahmen nicht für eine akute Wirkung gedacht sind, sondern ihre Befolgung der allgemeinen Zunahme der allergischen Reaktionen in zivilisierten Ländern entgegenwirken kann, weil jene ohne Berücksichtigung dieser Zusammenhänge mit Sicherheit weiter zunehmen werden.

Nach den bisherigen Ausführungen dürfte klar sein, daß eine bloße Symptomunterdrückung zum Beispiel durch Antihistaminika oder Cortison-Präparate nur vorübergehende Hilfe bringen kann, weil sie den Sinn der allergischen Reaktion verfehlen. Man kann ganz klar durchschauen, daß bei langer und intensiver Anwendung tatsächlich in vielen Fällen die allergische Reaktion in eine anergische Situation verkehrt werden kann mit allen geschilderten Folgezuständen. Es sei allerdings ausdrücklich erwähnt, daß diese Medikamente mit ihrer hervorragenden Wirkung in akuten lebensbedrohlichen Situationen ihre volle Berechtigung haben.

Die wirkliche Heilung muß an den geschilderten zwei Seiten ansetzen:

1. Schutz von *außen* vor den zumeist unnötigen Farbstoffen, Konservierungsmitteln und den vielfältigen Zusätzen, die oft nur eine Qualität vortäuschen, wo sie Mangel verschleiern, was in Wirklichkeit Betrug ist. Dabei wird es ohne einen gewissen Verzicht auf manche Annehmlichkeiten und Gewohnheiten nicht gehen. Im Grunde genommen heißt dies nichts anderes als: naturbelassene Nahrung. – Ob aber ein

bestimmtes Nahrungsmittel beziehungsweise ein Zusatz als »Übeltäter« in Frage kommt, läßt sich relativ leicht durch eine Eliminierungsdiät feststellen: Man läßt das verdächtige Nahrungsmittel für mindestens fünf Tage aus der Ernährung weg. Wenn sich in dieser Zeit nichts ändert, kann es als Auslöser ausgeschlossen werden. Tritt aber Beschwerdefreiheit auf, dann ißt man dieses Nahrungsmittel in größerer Menge. Sofern bald oder einige Stunden danach die oben geschilderten Beschwerden auftauchen, ist es selbst oder darin befindliche Zusätze als Allergen, das heißt allergieauslösend zu betrachten. Wie gesagt, können die Symptome sehr vielseitig sein und von Herzklopfen oder Müdigkeit bis zu örtlichen Entzündungen oder Kopfschmerzen gehen. Im übrigen gibt es plötzliche Verstärkungen einer Ausscheidung, zum Beispiel dauernde Schleimbildung im Nasen-Rachenraum (fälschlich oft als Sinusitis, Stirnhöhlenentzündung, bezeichnet) oder im Lungenbereich, das heißt verstärkter Auswurf oder vermehrtes Schwitzen. Sie *können* Ausdruck einer Entgiftungsmaßnahme des Organismus sein. Selbstverständlich ist es Sache des Arztes, zu untersuchen, ob diese Symptome nicht Ausdruck einer anderen Krankheit sind. Man muß aber an die allergische Komponente ebenfalls denken.

Viele Krankheiten haben eine allergische Komponente, ohne daß man sie deshalb direkt zu den Allergien rechnet, wie Asthma, Neurodermitis, Pseudokrupp, chronischer Husten und anderes. Diese können durch äußere Einflüsse (beim Pseudokrupp sogar durch das Wetter!) ausgelöst werden.

Das Vermeiden von Allergenen bringt dem Patienten meist schon Beschwerdefreiheit. Wenn jedoch jemand gegen fast seine ganze Umgebung allergisch reagiert (das heißt auf Haare, Bettfedern, Schimmel, Nahrungsmittel und vieles andere mehr), was nicht so selten ist, dann ist ein Weglassen oder Vermeiden der Allergene kaum noch möglich.

2. Deshalb gilt es zu gleicher Zeit den Organismus von *innen* her zu stärken. Dazu gehört zunächst der bewußte Schutz beziehungsweise Verzicht auf ungewollte fremde Einflüsse (Geräuschberieselung und so weiter). Ferner kann ein innerlich *aktives* Leben dadurch geführt werden, daß sich der Mensch regelmäßig mit den Wahrheiten der kulturellen Werte beschäftigt bei gleichzeitigem Verzicht auf die oberflächlichen Ablenkungen, wodurch er eine innere Festigkeit gewinnt.

Es ist selbstverständlich, daß Erfolge hierbei nicht sofort auftreten können. Fähigkeiten sind das Ergebnis von regelmäßigen Übungen.

3. Auch durch Medikamente kann man das Immunsystem stärken.

Eine bewährte Pflanze zur Stärkung der Abwehrkraft ist *Echinacea.* Diese Pflanze stammt ursprünglich aus Nordamerika und wurde von den Eingeborenen seit Jahrhunderten in diesem Sinne genutzt. Es gibt heute viele Präparate, die allein oder in Kombination diese Pflanze enthalten. Darüber hinaus gilt es die jeweils betroffene Funktion zu stärken. Sofern die Störung im Magen-Darm-Kanal liegt, wird man versuchen, die betreffenden Drüsen anzuregen, zum Beispiel durch *Bittermittel.* Diese regen die Verdauungsdrüsen zu vermehrter Tätigkeit an, wodurch der notwendige Abbau der Nahrung im Magen-Darm-Kanal verstärkt wird. (Seit alters wurden im Aperitif Bittermittel verwandt und dieser ca. 20 Minuten vor dem Essen eingenommen.) In Frage kommt hier Enzian *(Gentiana lutea,* 10%ig), von dem man vor dem Essen 10–15 Tropfen nimmt. Aber auch eine Umstimmung der Bakterienflora des Darmes kann nötig sein. Auch hierfür gibt es eine Reihe ausgezeichneter Präparate auf dem Markt (zum Beispiel *Hylak, Omniflora, Symbioflor* und anderes); insbesondere ist die Eiweißzufuhr während der akuten Phasen einzuschränken. Am besten ist eine vorübergehende eiweißfreie Diät für ca. zwei Wochen (das heißt, kein Fleisch, Fisch, Ei, Milchprodukte außer Butter). Auf jeden Fall sollte Schweinefleisch gemieden werden, da dieses gerade dem menschlichen Eiweiß sehr nahesteht und deshalb die Abwehr gegen »Fremd« nicht so stark funktioniert wie bei einem anderen Eiweiß.

Beim Heuschnupfen kann man das Krankheitsbild durch *Gencydo* erfassen, das am besten fein vernebelt inhaliert wird. Der Hauptbestandteil ist Zitrone, deren zusammenziehende Wirkung unmittelbar erlebt werden kann. Bei längerer Anwendung tritt dadurch eine »Dichtung« der zu durchlässigen Nasenschleimhaut ein (bei Asthma entsprechend der Bronchien bzw. Alveolen). In den letzten Jahren hat man herausgefunden, daß gerade in der Zitrone hochwirksame entzündungswidrige Substanzen zu finden sind. Bei allergischen Hautausschlägen kann man oft eine rasche lindernde Wirkung durch *Combudoron* erzielen, das man unverdünnt oder als Gelee oder in verdünnter Form zu Umschlägen anwendet (nicht bei Allergie gegen die Pflanze Arnika). Darüber hinaus ist es durchaus möglich, durch verschiedene Heilmittel auch aus dem homöopathischen Bereich den Organismus so zu beeinflussen, daß er selbst die Kraft gewinnt, die Krankheit zu überwinden. Die entsprechende Differenzierung und Verordnung der »passenden« Medikamente ist Sache des Arztes beziehungsweise desjenigen, der die Zusammenhänge durchschaut. Ein homöopathisches Kombinationspräparat ist zum Beispiel das *Heuschnupfenmittel DHU.*

4. ein weiteres Vorgehen ist die sogenannte *Desensibilisierung.* Dabei werden kleinste Mengen der betreffenden unverträglichen Substanz regelmäßig verabreicht und die Dosis langsam gesteigert. Im Grunde genommen ist das genau das, was die Mutter bei der allmählichen Umgewöhnung des Säuglings von Milch auf feste Nahrung macht. Präparate dieser Art, zum Beispiel bei Pollenallergie, sind im Handel und durchaus wirksam, sofern ein Mensch gegen eine besondere Pflanzenart allergisch reagiert. Leider sind aber viele Menschen schon soweit, daß sie überempfindlich gegen alle möglichen Pollen, Bettfedern, Haare, Hausstaub und vieles andere mehr sind. Dann ist eine Desensibilisierung kaum noch möglich.

Diese Desensibilisierung zum Beispiel gegen Nahrungsmittel kann auch ganz einfach so durchgeführt werden: Das unverträgliche Nahrungsmittel wird wiederum in so kleinen Dosen zugeführt, daß keine negative Reaktion darauf eintritt. Ganz allmählich, aber regelmäßig, steigert man die jeweilige Menge, bis der Organismus es gelernt hat, mit diesem Nahrungsmittel fertig zu werden, das heißt, es zu überwinden, es richtig abzubauen.

Alle diese Zusammenhänge zu erfassen und zu erkennen, welcher der Faktoren im Vordergrunde steht, inwieweit eine allergische Reaktion zum Beispiel bei chronischen Krankheiten eine Rolle spielt, schließlich das Bestimmen der individuellen Abwehrlage und danach das Heilmittel zu finden, ist eine Kunst. Sie erfordert mehr als nur die Kenntnis der Entstehung der Symptomatik.

Ohne das Verständnis für den Sinn und die Bedeutung von Krankheiten kann es bei dem dauernden oder wiederholten Unterdrücken und Verhindern von Symptomen nur zu einer Verlagerung, das heißt einer »neuen« anderen Krankheit kommen, die meistens schlimmer ist als die verhinderte. Aus Einsicht in diesen Zusammenhang hat *Rudolf Steiner* ausgeführt: »Es gibt keine Möglichkeit, der Krankheit zu entkommen, wenn man die Gesundheit haben will. Jede Möglichkeit, sich gegen die äußeren Einflüsse stark zu machen, beruht auf der Möglichkeit, krank zu sein. So ist die *Krankheit die Bedingung der Gesundheit.* Das ist geradezu die Folgerung und Gabe der Krankheit, daß das Starke vom Menschen erworben werden muß. – Wollen wir die Stärke, die Gesundheit, dann müssen wir ihre Vorbedingung, die Krankheit mit in Kauf nehmen.«

Das heißt natürlich nicht, daß man gegen die Krankheit nichts tun solle, sondern der Organismus soll im Sinne der *Heilung* unterstützt werden, was etwas völlig anderes ist als das Beseitigen von Symptomen.

Schlußfolgerung

Die weltweite, besonders in hochzivilisierten Ländern zu beobachtende Zunahme der allergischen Erkrankungen kann man als eine Aufforderung zur Selbstbesinnung der Menschen auffassen. Ein Verständnis hierfür ergibt sich auf der Grundlage einer umfassenden Menschenkenntnis, die Geist, Seele und Körper einschließt. Das isolierte Betrachten körperlicher Vorgänge kann zwar zu wirksamen Gegenmaßnahmen führen, die jedoch die eigentliche Krankheit nicht treffen. Eine Lösung für die Zukunft kann auch nicht in der Forderung »Zurück zur Natur« bestehen, sondern im Durchschauen des geistigen Wesens der Substanzen, des Menschen und der Krankheit.

Literaturhinweise

Otto Wolff: Anthroposophisch orientierte Medizin und ihre Heilmittel, Stuttgart 1982 (3. Auflage).

Husemann/Wolff: Das Bild des Menschen als Grundlage der Heilkunst, Stuttgart 1974–1984 (Band 1, 2 u. 3).

Otto Wolff: Die Leber – Organ der Lebenskraft, Bad Liebenzell 1987, Verein für ein erweitertes Heilwesen.

Otto Wolff: Die naturgemäße Hausapotheke, Stuttgart, 2. Auflage 1988.

Rudolf Steiner: Thementaschenbücher, Nr. 10, Gesundheit und Krankheit, Stuttgart 1983.

Jacques Lusseyran: Gegen die Verschmutzung des Ich, Stuttgart, 7. Auflage 1983.

Jacques Lusseyran: Blindheit – ein neues Sehen der Welt, 2 Vorträge, Stuttgart, 5. Auflage 1984.

Hertha Hafer: Die heimliche Droge: Nahrungsphosphat, Heidelberg 1984.

Ben F. Feingold: Why your child is hyperactive, New York 1975, Random House.

VEREIN FÜR EIN ERWEITERTES HEILWESEN E.V.

Immer mehr wird der Mensch heutzutage durch die technischen Lebensformen in seiner äußeren und zunehmend auch in seiner inneren gesunden Entfaltung bedroht.
Deshalb brauchen wir eine um Schutz und Pflege der Seele und des Geistes erweiterte Hygiene, eine soziale Hygiene! Diesem Bemühen dient der 1952 von Ärzten und Laien gegründete Verein für ein erweitertes Heilwesen.
Begründet in der Anthroposophie Rudolf Steiners und der hieraus entwickelten Erweiterung der Heilkunst dienen diesem Bemühen auch die Inhalte der regelmäßig erscheinenden »Merkblätter für eine bewußte Lebensführung in Gesundheit und Krankheit« sowie eine »Sozialhygienische Schriftenreihe« in Buchform. Diese Schriften sind für jedermann verständlich und leiten zur praktischen alltäglichen Lebenshilfe an.
Ein wesentliches Anliegen ist uns die Erhaltung eines *freien* und die Schaffung eines *menschengemäßen* Gesundheitswesens.
Darüber hinaus sehen wir unsere Aufgabe in der Förderung neuer, zukunftsorientierter therapeutischer Wirkungsstätten (z. B. Therapeutika) und Patientengemeinschaften mit dem Ziel, neue Sozialmodelle zu erproben.

Der Verein für ein erweitertes Heilwesen möchte:
- Verständnis wecken für eine *natur- und geistgemäße* Heilweise,
- die durch die Anthroposophie Rudolf Steiners erweiterte Heilkunst fördern,
- sich einsetzen für ein *freies Heilwesen,* also vor allem für die Therapie- und Verordnungsfreiheit,
- die anthroposophische Menschen- und Naturerkenntnis fruchtbar machen für *vorbeugende Gesundheitspflege,* das heißt, eine zeitgemäße Sozialhygiene auf allen Lebensgebieten bewirken: z. B. Ernährung, Kleidung, Arbeitswelt, Freizeit, Kindererziehung, Selbsterziehung und Schulungswege für den einzelnen Menschen,
- die Ursachen der *Umweltkränkung* erforschen und die Möglichkeiten, diese mit Hilfe geisteswissenschaftlicher Erkenntnisse zu *heilen* oder in Zukunft zu vermeiden,
- neue zukunftsorientierte Initiativen fördern: Therapeutika-Gründungen, bestehende anthroposophische therapeutische Einrichtungen wie Krankenhäuser oder Sanatorien,
- bei der Aus- und Fortbildung aller im anthroposophischen Heilwesen Tätigen, besonders des ärztlichen Nachwuchses, der Kunsttherapeuten, z. B. Sprachgestalter und Heileurythmisten helfen,
- die anthroposophisch-medizinischen Forschungsinstitute unterstützen.

Diese Ziele werden angestrebt durch
- öffentliche Vorträge und Seminare,
- Gründung von regionalen Initiativ- und Arbeitsgruppen im Bundesgebiet und West-Berlin sowie im Ausland unter Beteiligung von dort ansässigen Ärzten, Therapeuten und interessierten Laien – oftmals Keimzellen eines Therapeutikums,
- das ständig erweiterte Verlagsprogramm mit populären Themen für selbsterzieherische und selbstheilende Maßnahmen zu körperlicher, seelischer und geistiger Gesundheit.

Die Finanzierung erfolgt über eine ständig wachsende Anzahl von Mitgliedern und durch Spenden. Deshalb rechnen wir mit jeder Einzelpersönlichkeit als Mitglied, um solche zukunftstragenden Ideen finanzieren zu können.

Ihre Mitgliedschaft ist dafür eine wesentliche Hilfe. Der Mindestbeitrag im Jahr beträgt DM 50,–.
Sie helfen dann mit bei der Lösung der uns alle betreffenden Probleme.

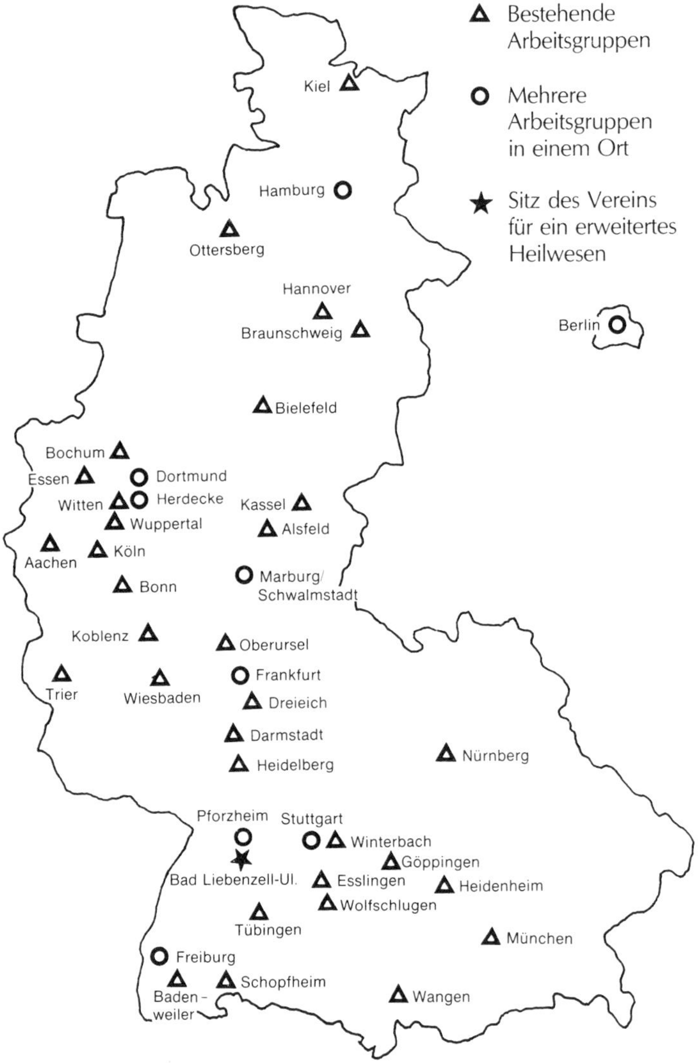

Die Arbeitsgruppen im Verein für ein erweitertes Heilwesen

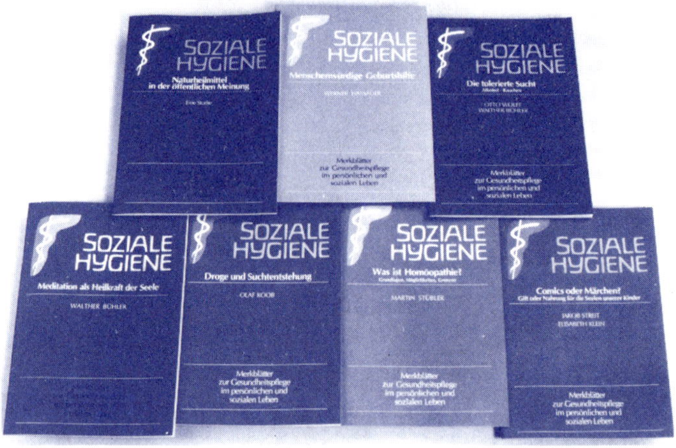

Merkblätter für eine bewußte Lebensführung in Gesundheit und Krankheit

Die Merkblätter behandeln auf durchschnittlich 32 Seiten allgemeinverständlich jeweils ein aktuelles Thema zur leiblichen und seelischen Hygiene oder zu Umweltfragen. Ihre oft überraschend neuartigen Betrachtungsweisen gründen auf der Anthroposophie Rudolf Steiners und der daraus entwickelten Heilkunst.

Das naturwissenschaftliche Denken, das unsere moderne Zivilisation zwar erst ermöglichte, führte aber gleichzeitig zur Kränkung vieler Lebensbereiche des Menschen und der Erde. Zunehmend wird der Mensch durch die technischen Lebensformen in seiner äußeren und auch in seiner inneren Entfaltung bedroht. Deshalb brauchen wir über die selbstverständliche Körperhygiene hinaus eine um Schutz und Pflege der Seele erweiterte Hygiene.

Viele Anregungen und praktische Ratschläge – gewonnen aus der Einsicht in diese Zusammenhänge – bilden den Inhalt der Merkblätter. Sie werden verfaßt von erfahrenen Ärzten, Pädagogen und Psychologen. Sie wollen die Bereitschaft wecken, sich solch neuen Erkenntnissen zu öffnen. Denn nur wenn wir Mut zum Umdenken finden, werden wir unsere Zivilisation menschengemäß gestalten lernen. Für viele Leser wurden die Merkblätter schon ein Wegweiser zur heilenden Selbsterziehung. Über zwei Millionen Exemplare sind bisher erschienen, z. T. übersetzt in sieben Fremdsprachen.

Nur ein *lebendiges* Denken vermag zu den komplizierten Zeitproblemen die helfenden Einsichten zu vermitteln. Unser umfangreiches Angebot kann hier eine erste Orientierung geben.

Vielleicht können auch Sie helfen, diese Schriften zu verbreiten oder durch Ihre Mitgliedschaft die Ziele des Vereins zu fördern? Ausführliche Informationen werden Ihnen gern zugesandt.